AF592922

PHYSIOLOGIE

MÉDICALE,

DIDACTIQUE ET CRITIQUE.

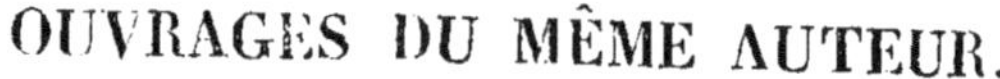

OUVRAGES DU MÊME AUTEUR.

1°. Essais de Classification et d'Analyse des Phénomènes de la Vie ;

2°. Recherches, Discussions et Propositions d'Anatomie, de Physiologie, de Pathologie, etc. ;

3°. Traité de Bandages et d'Appareils de Pansement ;

4°. Analyse détaillée de l'Histoire de la Santé, des Influences qui la modifient, et des Conséquences d'Hygiène qui en découlent ;

5°. Anatomie des Formes extérieures du Corps humain.

PHYSIOLOGIE

MÉDICALE,

DIDACTIQUE ET CRITIQUE;

PAR P. N. GERDY,

CHIRURGIEN EN CHEF ADJOINT DE L'HÔPITAL SAINT-LOUIS,
PROFESSEUR D'ANATOMIE, DE PHYSIOLOGIE, D'HYGIÈNE ET DE CHIRURGIE,
AGRÉGÉ A LA FACULTÉ DE MÉDECINE DE PARIS, ETC.

Depuis la fin du dernier siècle, la Physiologie emploie exclusivement le même moyen de recherches...... Elle paraît n'en plus connaître d'autre que l'expérimentation. — Notre Physiologie ne sera point exclusive...... Comme nous avons plus d'une voie pour arriver à la vérité, elle les explorera toutes sans exception. (*Préface.*)

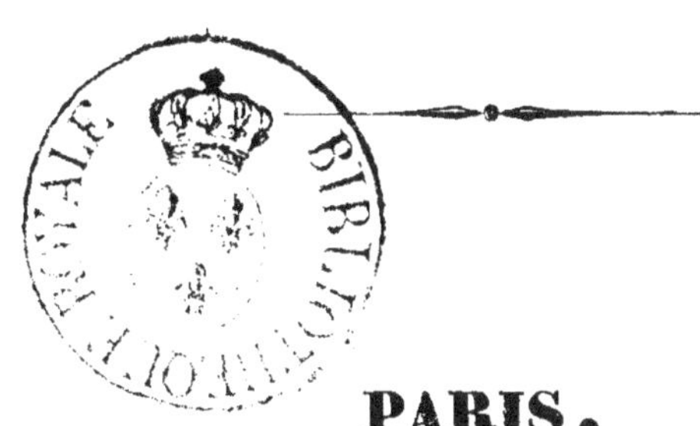

PARIS,

CHEZ RORET, RUE HAUTEFEUILLE,

BÉCHET JEUNE, PLACE DE L'ÉCOLE DE MÉDECINE, N° 4;

ET LES AUTRES LIBRAIRES DE LA RUE DE L'ÉCOLE DE MÉDECINE.

1830.

IMPRIMERIE DE A. HENRY,
RUE GÎT-LE-COEUR, N° 8.

AVERTISSEMENT.

L'OUVRAGE dont je commence la publication se compose : 1° d'une *Physiologie médicale, didactique et critique* en 4 vol. in-8° ; 2° d'une *Histoire des Influences*, qui se rattache évidemment à la physiologie qu'elle complète, et dont je formerai un *Traité d'Hygiène positive.* Ce second ouvrage fera suite au premier, et pourra néanmoins en être séparé, car je les composerai l'un et l'autre de manière que chacun, en particulier, présente un traité complet et distinct.

La Préface ou l'aperçu rapide que je publie aujourd'hui donnera une idée du premier. *L'Histoire de la Santé et des influences qui la modifient*, brochure considérable que j'ai fait imprimer à un petit nombre d'exemplaires en 1827, à l'occasion de la chaire d'Hygiène alors vacante à la faculté de médecine de Paris, offre une partie du plan que je développerai dans le second. Mon mémoire sur *le froid*, qui a paru dans le dernier numéro de juillet 1830 du journal *Hebdomadaire*, et où je développe une demi-page de ma brochure, peut montrer comment j'emploierai les deux ou trois mille observations que j'y ai citées, et qui servent de preuves aux propositions qui y sont avancées et de base à tout son édifice.

PRÉFACE.

APERÇU RAPIDE DE LA PHYSIOLOGIE MÉDICALE, CRITIQUE ET DIDACTIQUE.

De nos jours, plusieurs physiologistes persuadés que les expériences, si utiles aux sciences physiques, ne sauraient être moins avantageuses à la Physiologie, ont fait une infinité d'efforts pour éclaircir les propriétés et les fonctions du système nerveux; et jusqu'à présent encore, ils n'ont pu s'accorder ni entre eux, ni même avec la nature qui fait aussi, à chaque instant, des expériences, par les maladies qu'elle nous envoye et dont elle afflige, tour à tour et si diversement, nos organes.

Ils ne sont guères plus d'accord sur les théories du vomissement, de l'absorption et des sécrétions, sur plusieurs points importans de l'histoire de la génération; c'est-à-dire sur un grand nombre de fonctions de l'économie, et sur les questions les plus délicates de la science.

Cet affligeant spectacle qui frappe à chaque instant notre esprit, voilà le premier motif qui nous a porté à entreprendre l'ouvrage dont nous commençons la publication, et à lui imprimer un caractère de critique qui nous a paru indispensable dans l'état actuel de la science; car c'est en définitive la raison, dont les expérimentateurs ont trop négligé les conseils, que quelques-uns même dédaignent comme un moyen impuissant ou trompeur, c'est, dis-je, la raison seule qui peut prononcer sur toutes ces controverses.

Un second motif pour nous, c'est que depuis la fin du dernier siècle la Physiologie emploie exclusivement le même moyen de recherches à la solution des questions les plus disparates, et paraît n'en plus connaître d'autre que les expérimentations. Le laboratoire de ses études ressemble moins au cabinet d'un homme méditatif, qu'à un lieu de meurtre et de carnage, où retentissent sans cesse les plaintes et les cris des bêtes expirant au milieu d'affreuses tortures. Sourde à leurs douleurs, la Physiologie contemple volontiers, en riant, l'horreur de leurs mouvemens et les angoisses de leurs souffrances; et puis s'extasiant sur les difficultés et les obstacles vaincus, et comparant particulièrement les peines et les fatigues corporelles de l'expérimentateur au travail du penseur dans son cabinet, elle place, sans hésiter, les œuvres manuelles de l'homme qui expérimente au-dessus des opérations toutes intellectuelles de l'homme qui réfléchit. Et elle est conséquente avec elle-même; car autant elle est active de ses mains, autant elle est peu raisonneuse de son esprit. Nous voudrions voir la Physiologie étudiée d'une manière moins rétrécie et envisagée sous un point de vue plus vaste, sous des rapports plus utiles à la médecine, pour rendre à l'art de véritables services.

Il est un troisième motif qui nous invite à écrire; c'est qu'enseignant la Physiologie depuis plus de douze ans, nous en avons fait le sujet d'études toutes spéciales, et nous croyons être parvenu à un assez grand nombre de résultats nouveaux et propres à répandre du jour sur la plupart des fonctions. Je dis nous croyons, parce qu'aujourd'hui la littérature médicale est si vaste, qu'il me paraît impossible de s'assurer parfaitement de n'avoir pas été devancé dans une découverte quelconque.

En écrivant cet ouvrage, je n'ai pas du reste la ridicule prétention de faire oublier, ni même négliger l'étude des livres classiques que tous les élèves ont entre les mains. La Physiologie de M. Richerand, si répandue par ses nombreuses éditions, restera toujours un modèle de clarté, de simplicité et d'élégance; celle de M. Magendie, un recueil précieux d'observations originales et d'expériences propres à l'auteur; celle de M. Adelon, un ouvrage aussi savant que consciencieusement approfondi : et nous en conseillerons toujours la lecture aux élèves, parce que l'on ne peut juger une question qu'en entendant les différens auteurs qui l'ont discutée.

Je profiterai même de l'occasion pour témoigner ma reconnaissance aux auteurs de ces ouvrages, et les remercier des lumières que j'ai puisées dans leurs écrits. Celui de M. Richerand m'a inspiré le goût le plus vif pour la science; celui de M. Magendie m'a obligé de réfléchir pour la défendre du prestige de ses expériences; celui de M. Adelon m'a justifié à mes propres yeux de mon penchant à la méditation dans les questions obscures et délicates, que l'analyse intellectuelle pouvait seule débrouiller.

Notre Physiologie ne sera point exclusive dans ses moyens de recherches. Comme la méthode expérimentale, sans être aussi favorable aux progrès des sciences physiologiques qu'elle l'est à ceux des sciences physiques, n'est cependant pas sans avantage; comme nous avons plus d'une voie pour arriver à la vérité, notre physiologie les explorera toutes sans exception. Ainsi, lorsqu'elle croira n'y parvenir que par les expériences sur les animaux vivans, quelque cruelles qu'elles puissent être, elle y aura recours sans faiblesse, dans l'intérêt de la science. Mais l'observation simple et le raisonnement éclairé par l'anatomie y conduisant souvent avec la plus grande certitude, nous espérons y parvenir souvent par une combinaison prudente et sévère de ces différens moyens. Nous n'afficherons pas l'éclectisme sur notre bannière. A quoi bon annoncer que l'on choisit ce que l'on croit être la vérité; tout auteur ne choisit-il pas ainsi dans les archives de la science et dans ses propres richesses, et le plus systématique l'est-il sans avoir consommé son choix?

Disons maintenant quel est le but de cet aperçu. Nous voulons indiquer en peu de mots le plan de notre travail et les principaux résultats des recherches et des observations qui lui servent de base, nous réservant de justifier plus bas le plan que nous avons adopté, et de prouver dans le cours de l'ouvrage les résultats que nous allons annoncer.

Nous dirons dans l'introduction ce que c'est que l'Anatomie et la Physiologie, et comment il faut les étudier et les enseigner. A l'occasion de leur étude, nous montrerons que l'on peut ramener l'art d'étudier les corps et leurs phénomènes à deux méthodes générales d'observation simples et faciles, et à des méthodes logiques différentes, non par la forme comme celles d'Aristote, mais par le fond même du raisonnement, par la chose même qui en fait le sujet.

Après quelques considérations préliminaires, courtes et indispensables sur les différens corps de la nature, sur les êtres organisés, sur leurs rapports naturels, pour montrer les principales bases de leur classification et mettre toujours le lecteur à même de nous suivre dans ce que nous dirons sur la *Physiologie comparée*; enfin, après quelques considérations sur l'homme, sur son organisation et sur ses fonctions, considérations où j'essaierai de donner une analyse rigoureuse des tissus simples, j'essaierai aussi d'exposer une analyse nouvelle des fonctions, des phénomènes et des propriétés de la vie. Je montrerai combien les organiciens de nos jours, physiologistes et pathologistes, se sont trompés sur ces divers sujets, lorsqu'ils ont dit que l'on ne connaissait pas et qu'il n'y avait pas de propriétés vitales, que ces propriétés n'étaient que des fonctions; que, par exemple, la sensibilité n'était que la sensation, et que ces expressions étaient synonymes. J'indiquerai ensuite les caractères des phénomènes de la vie en santé et en maladie, les principales classes et les principaux ordres des phénomènes morbides, et les différentes sources des influences qui agissent sur nous.

Après ces considérations préliminaires, je décrirai successivement toutes les fonctions de relation de nutrition, de résistance et de reproduction, fonctions que j'aurai précédemment définies et légitimées dans mes considérations préliminaires.

L'histoire de chaque fonction se composera : 1° de l'indication de ses phénomènes; 2° de leurs caractères essentiels; 3° des conditions de leur développement et de leur manifestation; 4° de leurs causes; 5° de leurs effets et de leur influence; 6° de leurs usages et de leur importance pour la vie, démontrée par des observations de maladies et par des expériences; 7° de l'harmonie qui existe entre l'organisation et les phénomènes dont elle est le théâtre; 8° des conséquences qui naissent des phénomènes; 9° des différences qu'ils présentent aux divers âges, chez les différens sexes, dans les divers tempéramens, chez les différens peuples, chez l'homme sain, chez l'homme malade et dans les divers animaux; 10°, enfin elle se terminera par un article historique où je tâcherai d'apprécier ou de mentionner au moins les principaux travaux faits sur cette fonction.

A l'occasion des différens caractères qu'une fonction peut présenter chez l'homme sain, nous indiquerons quelles sont les principales anomalies possibles dans les organes et dans leur fonction, sans que la santé en soit troublée. Nous puiserons abondamment à cet égard, comme à l'égard des influences des fonctions les unes sur les autres, ou de leurs effets, dans le plan du cours d'hygiène que nous avons publié en 1827 au mois de janvier. Nous indiquerons encore, mais nous ne ferons qu'indiquer, les principales différences que présentent les phénomènes de la vie dans les maladies, parce qu'il est impossible de dessiner le tableau de la vie sans en montrer au moins en gros les dégoûts et les misères.

Par tout cela, notre ouvrage, nous aimons du moins à en conserver l'espérance, ne s'appliquera pas moins à l'hygiène qu'à la thérapeutique, et justifiera le titre de *Physiologie médicale* que nous lui donnons.

Nous ne nous dissimulons pas combien nos forces sont petites pour un plan aussi vaste, et nous l'avouerons hautement, nous l'aurions depuis long-tems abandonné, si nous ne savions que l'opiniâtreté du travail triomphe souvent d'obstacles qui ne semblaient devoir céder qu'au génie.

Exposons maintenant quelques-uns des résultats nouveaux auxquels nous sommes arrivé par les différens moyens d'étude que nous avons mis en usage.

La locomotion, que, pour des raisons que j'exposerai plus tard, j'appellerai *la musculation*, embrasse trois ordres de phénomènes : 1° les attitudes actives de l'homme debout, assis, etc.; 2° les mouvemens des diverses parties du corps et des membres; 3° les mouvemens universels de la marche, du saut, de la course, etc.

Dans les attitudes actives, il y a un grand

nombre de phénomènes à analyser, savoir : le point unique ou les points différens sur lesquels agissent les résistances, les puissances essentielles à la station et les puissances antagonistes de celles-ci, qui modèrent à chaque instant leur effort et agissent dans le même sens que les résistances ; l'effet de ces diverses forces évalué *rationellement* d'après le genre de levier formé par les os, d'après la proportion de ses bras, la direction des muscles et de leurs fibres charnues qui sont les forces ; les actions auxiliaires ou coopératrices, qui assurent l'immobilité des points d'appui ; la résistance mécanique des os et de leurs articulations.

Cette analyse faite avec rigueur, les instrumens de la locomotion sous les yeux, donnera, nous le croyons, une histoire beaucoup plus complète des attitudes actives que la science ne la donne aujourd'hui, et rectifiera plusieurs erreurs, celles-ci par exemple : que la tête pèse beaucoup plus par devant que par derrière l'atlas qui la porte ; que le poids de la colonne vertébrale tombe derrière l'articulation coxo-fémorale, tandis qu'il tombe à peu près sur son hémisphère postérieur ; que le pied repose inactif ou à peu près inactif sur le sol, tandis qu'il agit avec beaucoup d'énergie et se fatigue beaucoup dans l'attitude debout ; que la jambe, la cuisse et le tronc forment des leviers du troisième genre dans l'attitude de l'homme qui se tient debout et droit comme un militaire sous les armes, tandis que ce sont alors de simples colonnes d'appui ou des leviers du premier genre, en équilibre sur un appui placé entre les puissances qui sont par derrière ou par devant ces colonnes osseuses, et les résistances qui se trouvent en sens opposé et sollicitent incessamment ces parties à se fléchir de leur côté.

Les mouvemens partiels du corps et des membres sont ceux de la face, qui comprennent ceux du front, des sourcils, du nez, de la mâchoire, de la bouche ;ce sont ceux de la poitrine, ceux de la tête, sur le cou, des vertèbres les unes sur les autres, du tronc sur lui-même et sur les cuisses, de l'épaule et des diverses parties du membre supérieur, de la cuisse et des diverses fractions des membres inférieurs. Ils ont été plus imparfaitement décrits que la station, parce que les physiologistes n'ayant point aperçu que les phénomènes de la locomotion se divisent tout naturellement en phénomènes de station, de mouvemens partiels et généraux, l'histoire des mouvemens partiels ne s'est point montrée à eux comme un sujet digne d'une description particulière. Par suite de cette faute, on n'en a point reconnu la véritable place dans la science; la Physiologie ne les a point étudiés, et l'anatomie, qui est la science de la disposition matérielle des corps organisés, s'en est emparée et s'est mise à décrire, non pour eux-mêmes, mais incidemment à l'occasion des os et des muscles qui produisent, les mouvemens partiels du corps et des membres, et les a morcelés. Elle a décrit les mouvemens des os après leurs articulations, quoiqu'ils ne se meuvent point sans muscles; et ceux des muscles à la suite de la description de ces organes, quoiqu'ils ne se meuvent point sans les os; en sorte qu'elle a donné une partie de leur histoire dans l'ostéologie, une autre partie dans la myologie, et cette histoire tout entière nulle part. Heureuse encore si elle n'eût fait que séparer ce qui ne devait pas l'être, et laisser incomplète une exposition qu'elle ne pouvait faire complète! mais ses descriptions ne sont point fondées sur l'observation de la nature en action. Ce sont de simples déductions de la disposition des articulations et des muscles, insuffisantes pour tout deviner, et qui nous égarent trop souvent. Nous le prouverons en montrant à l'œil et au doigt ce qui se passe sur le modèle vivant dans les actions musculaires. Ce fut l'ordre même des anatomistes qui les obligea, tout à la fois, de tronquer et d'altérer l'histoire des mouvemens partiels. Devant toujours la déduire de la disposition des muscles, ils ne pouvaient la renvoyer à la suite de la description de tous ces organes, et se trouvaient forcés de la placer au moins immédiatement après les muscles d'une même région; et comme les puissances qui concourent à un même effort, se trouvent souvent répandues dans plusieurs régions fort différentes, ils n'ont pu les indiquer qu'avec inexactitude et d'une manière incomplète.

L'histoire des mouvemens de la face s'est ressentie du vice de cette méthode : aussi nous les décrirons avec soin dans les diverses parties dont elle se compose, renvoyant à l'histoire des passions l'exposition de l'ensemble des mouvemens qui les trahissent au dehors.

De tous ces mouvemens, les plus remarquables et les moins bien connus sont ceux des paupières et du globe de l'œil. Nous en dirons un mot ici : les paupières peuvent s'ouvrir et se fermer avec plus ou moins d'énergie ; l'œil peut se porter en bas, en haut, à droite et à gauche, rentrer dans l'orbite ou saillir davantage au dehors.

Les paupières s'ouvrent, la supérieure par l'action de son releveur, l'inférieure peut-être par son poids et par son élasticité. Elles se ferment par l'action du palpébral lorsqu'elles le font avec force, et alors elles repoussent l'œil dans l'orbite ; mais au moment du sommeil, elles se ferment probablement par la seule élasticité du palpébral, qui est devenu plus fort que le releveur de la paupière supérieure, fatigué ou engourdi par l'engourdissement du système nerveux dans le sommeil.

Lorsque l'œil se dirige à droite, les paupières se resserrent vers leur angle gauche, et s'écartent à droite, vis-à-vis la cornée transparente, comme si celle-ci écartait, à la manière d'un coin, le bord des paupières, par la saillie qu'elle fait entre ces deux organes.

Lorsque l'œil s'abaisse, la paupière inférieure s'abaisse aussi. Lorsqu'il se porte en haut, la supérieure s'élève vers le ciel et se courbe davantage. Ces deux mouvemens, et surtout le premier, ne seraient-ils pas produits aussi par la saillie de la cornée transparente repoussant le bord de la paupière, en s'abaissant ou s'élevant?

L'œil rentre dans l'orbite toutes les fois que nous clignons les paupières, ou que nous les fermons avec force, ainsi que nous l'avons dit. On peut s'en assurer sur soi-même, en mesurant la saillie de l'œil; et sur les animaux, en emportant les paupières d'un côté et faisant cligner les paupières de l'œil opposé : l'œil enfin ressort de l'orbite lorsque nous rouvrons la paupière. Ainsi, dans tous ces cas, il y a une coïncidence remarquable entre les mouvemens de l'œil et des paupières : et c'est là une belle harmonie de la nature; car ces mouvemens sont destinés aux mêmes usages, à la vision et à la protection de l'œil.

La connaissance des mouvemens partiels nous permettra de nous borner à les indiquer, sans les expliquer, lorsque nous parlerons des mouvemens généraux; et sous ce rapport l'histoire de la marche, du saut et de la course, se trouvera probablement plus complète que dans aucun autre auteur. Mais nous espérons qu'elle le sera davantage encore, par les faits nombreux que l'analyse nous a permis de découvrir dans les phénomènes de la marche et du saut, et dont voici les principaux : le pied ne se détache jamais du sol, dans le premier pas de la marche, qu'après s'être déchargé de sa part du poids du corps; la ligne de gravité sort de la base de sustentation que lui offre le pied qui reste derrière, précisément au moment où le pied qui se porte en avant s'applique sur le sol ; le tronc est le théâtre de huit mouvemens dans la marche, dont les trois premiers ont été, je crois , seuls décrits : 1° d'un mouvement d'élévation et d'abaissement alternatifs; 2° d'un mouvement de translation oblique du corps à droite et à gauche alternativement ; 3° d'un mouvement de rotation du bassin ; 4° d'un mouvement de rotation inverse dans les épaules et la poitrine; 5° et 6° d'un mouvement simultané d'inclinaison latérale des axes du bassin et du rachis l'un sur l'autre ; 7° d'un effort d'élévation , et 8° d'un effort de station dans les muscles vertébraux. Le balancement des bras est dû à la rotation des épaules et de la poitrine. Nous avons déjà développé et prouvé tous ces faits dans le journal de M. Magendie, en 1829.

Si, dans les mouvemens préliminaires du saut, le tronc et les membres inférieurs s'infléchissent angulairement, le tronc, dans certains cas, se courbe encore en arc. Dans l'ouverture soudaine des articulations des membres et du corps infléchies, chacune des fractions des membres et du corps se meut, en se redressant, comme le ferait un système composé de deux leviers, qui seraient appuyés l'un sur l'autre dans leur jointure, et qui auraient leur résistance à l'extrémité opposée ; les muscles les redressent toutes par leur traction et par la compression qu'ils exercent sur la saillie angulaire de leurs articulations pliées ; l'extension de ces diverses fractions se fait par la rotation de leurs extrémités autour d'une ligne transversale qui passerait par le milieu de leur longueur ; si le tronc s'est courbé en arc dans les mouvemens préliminaires, il se redresse en outre par un mécanisme analogue à celui d'un ressort courbe ; dans le redressement du saut, chacune des fractions des membres, et le corps, et la tête elle-même, reçoivent de la partie qui leur est immédiatement inférieure, une impulsion oblique, soit en haut et en avant, soit en haut et en arrière, et en communiquent une autre, en sens inverse, à celle qui est immédiatement au-dessus. En appliquant les notions de la mécanique au phénomène du saut, nous montrerons encore que l'homme se meut comme un projectile, et que dans ses sauts obliques à la surface du sol, il décrit une parabole par le même mécanisme.

J'ai déja démontré tous ces faits dans un Mémoire lu à l'Institut, en 1830.

La course se composant des pas de la marche et d'une suite de sauts obliques, si nous sommes parvenu à répandre quelque lumière sur ces phénomènes, leur théorie la réfléchira sur celle de la course.

La voix et la parole forment une fonction très-intéressante, qui, malgré les travaux de vingt physiologistes différens, laisse encore beaucoup de questions délicates à résoudre, et d'obscurités à éclaircir.

Nous espérons décrire avec plus d'exactitude qu'on ne l'a fait encore, les phénomènes qui précèdent et accompagnent la production de la voix, la voix basse, sa force et son étendue diatonique ou musicale; la voix nasillarde qui résulte toujours et du retentissement du son dans les fosses nasales qu'il fait vibrer, et peut-être de son retentissement dans le haut du pharynx. Nous exposerons encore avec plus de soin qu'on ne l'a fait, tous les phénomènes qui concourent à la production des sons graves et aigus, ceux qui produisent le ventriloquisme; et nous tâcherons de prouver que l'instrument de la voix humaine, loin d'être une flûte, un cor, un dicorde pneumatique, un instrument à anche, etc., comme les savans l'ont dit tour à tour, n'a point de pareil dans ses instrumens des arts (1).

(1) Voy. notre art. *Voix*, encyclop.

Nous nous arrêterons au mécanisme de la prononciation; nous ferons connaître les mouvemens des organes les plus profonds, comme de ceux qui sont les plus rapprochés des lèvres. Nous montrerons que, pour les bien étudier, il faut les observer sur soi-même au miroir, tandis que maintenant la bouche largement ouverte, au moyen des doigts, on s'efforce de produire les sons de la parole dont on veut étudier le mécanisme. Nous montrerons encore que, dans les sons voyelles, le canal de la prononciation prend une disposition qu'il conserve tant que le son de la voyelle se fait entendre; que les consonnes, au contraire, résultent de deux genres d'actions; 1° d'un ou deux mouvemens préliminaires qui ferment ou rétrécissent le canal de la parole, comme on le voit dans le son *B*, où les lèvres se ferment, dans *J*, où le canal de la bouche se resserre; 2° d'un mouvement essentiel qui prononce la consonne, et consiste dans l'ouverture soudaine du canal de la prononciation; qu'il y a douze sons voyelles clairs et manifestes, des voyelles obscures et confuses, comme notre *e* muet; qu'il n'y a réellement point de sons diphthongues, quoiqu'en puissent dire les grammairiens (voir une note à ce sujet, que j'ai insérée dans le *Bullet. de Méd.*, par Ferussac, t. VII, pag. 318); qu'il y a vingt-cinq consonnes simples, six cents consonnes doubles, et peut-être davantage pour la parole humaine. Nous montrerons enfin, en parlant de la conjugaison des sons ou des syllabes, qu'il y a, de calcul fait, sept mille cinq cent douze syllabes différentes que l'homme peut articuler et lier les unes avec les autres dansla parole; nous en ferons même quelques applications utiles à l'invention d'un alphabet philosophique, simple, précis, régulier, vraiment sténographique pour l'écriture, et d'une grande importance pour régler l'orthographe qui , n'est parfaite dans aucune langue, pas même dans la langue espagnole, malgré les honorables efforts de l'Académie de Madrid.

L'histoire des *sensations* nous paraît beaucoup plus courte dans les livres de la science que dans celui de la nature. Des sensations de tact extérieures et intérieures, les sensations du goût et de l'odorat, de l'ouïe et de la vue, voilà celles que les physiologistes décrivent. La nature en montre bien davantage; ici, ce sont des sensations de fatigue qui naissent de l'exercice même des organes : par exemple, de la pensée et de l'action musculaire; là, ce sont des sensations qui naissent au contraire du repos des organes: tels sont le besoin de se mouvoir, de prendre des alimens, de respirer, de se reproduire, tous besoins impérieux auxquels nous ne pouvons jamais nous soustraire entièrement; ailleurs, ce sont des sensations spontanées, des démangeaisons, des douleurs, des sensations particulières, qui tantôt ne font que paraître et s'évanouïr, tantôt durent assez long-tems.

Les physiologistes font généralement du toucher un sens spécial, dont ils enrichissent exclusivement la main de l'homme, douée, suivant eux, d'une sensibilité plus délicate. Nous verrons que ce n'est rien autre chose que le tact volontaire; et que la main, loin de posséder une sensibilité plus vive, est généralement moins sensible que les autres parties du corps, et que si elle l'emporte sur toutes pour le toucher, c'est par sa grande mobilité.

On aime à répéter que les corps sapides ont besoin d'être dissous pour agir, et on ne réfléchit pas que la langue distingue fort bien les saveurs de deux morceaux de métal propre et poli; par exemple, de l'or et du cuivre.

On redit également que les odeurs sont des émanations des corps, des vapeurs sèches, si je puis parler ainsi, qui se répandent dans l'air, et agissent sur l'intérieur du nez par leur simple contact, et cependant, les corps odorans eux-mêmes, mis en contact avec la pituitaire, ne produisent qu'une impression tactile. Les physiciens, ordinairement si sévères dans leurs raisonnemens, s'amusent aussi à prouver l'extrême divisibilité des corps par les torrens d'émanations matérielles, que, suivant eux, répand un fragment de musc, sans perdre sensiblement de son poids, et ils expliquent ainsi un fait certain par un fait qu'ils ne connaissent pas.

Nous montrerons que ce phénomène paraît se rattacher à beaucoup d'autres qu'on a peut-être mal interprétés, et dans lesquels un corps, doué d'un état quelconque, ou d'une propriété, communique cet état ou cette propriété à d'autres corps qu'il touche, ou dont il est même plus ou moins éloigné. Ainsi, un corps chaud en échauffe d'autres; un corps éclairé en éclaire d'autres; un corps électrisé en électrise d'autres; un corps résonnant en fait résonner d'autres; un corps odorant rend l'air odorant; et quoique ces phénomènes soient réellement bien différens des premiers, je dois les citer encore : un galeux communique sa gale à un autre homme; un syphilitique communique sa syphilis; et le pestiféré, peut-être, la peste dont il meurt.

Le phénomène de l'audition n'est pas plus clair pour moi que pour les autres physiologistes.

Je n'ajouterai presque rien à l'histoire de la vision; cependant je la donnerai, je l'espère, plus complète, et j'expliquerai quelques difficultés fort embarrassantes pour les physiologistes: par exemple, comment nous voyons droits les objets renversés au fond de l'œil, explication que, du reste, j'ai déjà donnée dans le journal de M. Ferussac (*Bull. des Sc. médic.*, t. XIV, n° 135); je montrerai aussi que nous ne voyons qu'un seul point *distinct* dans les objets; que nous ne le voyons, habituellement, que d'un seul œil; que nous voyons en même tems les points qui l'environnent, d'une manière moins distincte, et de moins en moins distinctement, à proportion de leur distance du point distinct; que cette vision confuse qui s'exerce par les deux yeux ensemble, est plus étendue que la vision d'un seul œil, et qu'elle paraît aussi un peu plus claire, comme si les deux yeux, recevant plus de lumière qu'un seul, recevaient par cela même une impression plus forte et plus nette des objets regardés; que si nous jugeons mieux avec les deux yeux le rapport des corps qui ne sont point sur la même ligne visuelle, cela tient et à l'habitude de les regarder avec les deux yeux, et à ce que ce mode de vision est plus étendu et peut être plus clair; qu'enfin, si nous ne pouvons ajuster plusieurs objets sur la même ligne visuelle, qu'en nous servant d'un seul œil, c'est précisément parce que les deux yeux ont chacun une ligne visuelle différente.

J'expliquerai aussi comment on voit les objets qui sont en partie éclairés et en partie couverts d'ombres, les objets en mouvement et les objets éloignés; ceux qui sont au-dessus, au-dessous ou à côté de l'axe visuel, etc.; en un mot les principaux phénomènes de la perspective, que les physiologistes ont injustement négligés.

L'entendement humain est un grand sujet que

ni les psychologistes, ni même les physiologistes n'ont encore envisagé sous toutes ses faces; aussi son histoire reste-t-elle fort imparfaite.

L'homme embrasse l'univers dans sa pensée. Il s'élance même, par l'activité de son imagination, bien au delà de ce qui existe, en sorte qu'il n'y a pas plus de limites au nombre infini de ses idées, qu'il n'y en a pour les innombrables êtres de la nature, et pour l'espace sans bornes qui les renferme.

Par son entendement, l'homme connaît la plupart des corps terrestres qui sont à sa portée et qui tombent directement sous ses sens. Il connaît la distance, le volume et les mouvemens d'un grand nombre d'astres qui échappent, pour ainsi dire, à ses yeux par leur éloignement. Il connaît une multitude d'êtres microscopiques ou moléculaires, qui échappent tout-à-fait à ses sens par leur petitesse ou par leur raréfaction.

Il a découvert et éclairci un nombre considérable de phénomènes mystérieux et extraordinaires, produits par la chaleur, par la lumière, par l'électricité, par les sons, etc. dans les différens corps de la nature, et par la vie dans les corps qui en sont doués. Il a imaginé, inventé une foule d'arts ingénieux qui répondent à ses besoins ou lui préparent toutes sortes de plaisirs. Mais, parmi ces arts, il en est quelques-uns qui, par la puissance qu'ils donnent à l'esprit humain, lui font plus d'honneur et plus de gloire que tous les autres ensemble. Ce sont le langage, l'écriture, les mathématiques et la logique, non la logique des philosophes, mais celle des physiciens et particulièrement des chimistes. Ne pouvant développer ici ces vérités, qu'il me suffise de faire observer que c'est à ces quatre moyens que l'homme doit toutes les connaissances qu'il possède et dont j'ai parlé plus haut.

Après avoir développé ces considérations sur l'intelligence, pour montrer toutes les richesses et toute la puissance de l'esprit humain, apprécié par ses connaissances et par ses inventions, nous en analyserons et en décrirons sévèrement les phénomènes élémentaires d'après leur nature évidente et manifeste.

Nous verrons qu'il y a sous ce rapport deux ordres de phénomènes intellectuels : des idées et des émotions ou passions ; que les idées sont simples ou composées, physiques ou abstraites ; qu'il y a une très-grande diversité dans les idées abstraites ; que les idées diffèrent encore dans leur nature d'après leur origine, et sont, ou des idées sensoriales, ou des idées de jugement, de souvenir ou d'imagination ; que ces dernières peuvent naître spontanément dans l'esprit, mais que, dans leur spontanéité même, elles sont toujours consécutives aux idées sensoriales. Nous verrons aussi que les souvenirs ne sont pas également vifs, les jugemens également prompts et sûrs, les imaginations également heureuses, pour tous les objets chez une même personne; qu'il n'est pas rare de trouver des gens qui retiennent avec facilité et pour long-tems le souvenir de leurs lectures, tandis qu'ils ne se rappellent que très-difficilement les figures des personnes qu'ils voient, ou les lieux par où ils passent; qu'il n'est pas extrêmement rare d'en voir d'autres qui, avec une intelligence médiocre d'ailleurs, et sans avoir jamais étudié les mathématiques, ou presque sans les avoir jamais étudiées, saisissent, sans le secours de la plume, et avec une facilité et une rapidité incroyables, des rapports justes et précis entre des nombres fort compliqués, et résolvent ainsi, par l'étonnante spécialité de leur jugement, des problêmes insolubles, sans calcul écrit, pour un habile mathématicien; et nous serons obligés de conclure de ces faits, de beaucoup d'autres observations du même genre, que nous rassemblerons avec soin, et particulièrement des aptitudes si diverses et si différentes des jeunes gens pour les lettres et pour les sciences, que l'homme semble doué de quatre facultés ou capacités intellectuelles, génériques, qui paraissent se subdiviser elles-mêmes en autant d'espèces à-peu-près, qu'il y a d'objets divers auxquels l'esprit humain peut s'appliquer.

Troisièmement, passant à l'analyse des émotions, passions ou sentimens moraux, dont l'âme est susceptible et que je distingue avec grand soin des idées, parce qu'une émotion n'est point une idée; ne pouvant d'ailleurs les ramener, comme l'ont fait plusieurs psychologistes, à deux ou quatre genres divers, à des passions tristes ou gaies, douces ou furieuses, parce qu'un petit nombre de divisions ne suffit point aux différences multipliées de la nature, et que je ne veux pas en offrir un tableau plus simple qu'il ne l'est réellement, j'en formerai environ treize groupes ou genres. Je compterai parmi ces émotions l'attention et la volonté parce que, n'étant pas des idées, elles ne peuvent légitimement prendre place dans le premier ordre des phénomènes intellectuels, et que d'ailleurs elles se rapprochent jusqu'à un certain point des émotions, par l'espèce d'agitation ou de mouvement de l'âme que l'on y observe, comme dans tous les phénomènes de cet ordre. Aussi j'ai peine à comprendre comment, jusqu'à ce jour, les idéologistes ont confondu toutes ensemble et les facultés d'où dérive l'idée ou la pensée, et les facultés d'où dérivent les émotions de l'âme, ainsi qu'ils l'ont fait pour l'attention et pour la volonté, qui ne sont pas plus des facultés de perception que la volonté et l'attention ne sont des perceptions ou des idées.

Quatrièmement, après avoir considéré et analysé les phénomènes de l'entendement, abstraction faite de leur origine et de l'influence qu'ils ont les uns sur les autres, pour placer en quelque sorte sous les yeux du lecteur les élémens ou les facultés dont il se compose, nous indiquerons les causes qui les mettent en jeu, la manière dont elles agissent et s'influencent, comment elles se développent et se multiplient; en un mot, nous les montrerons en action, et comment elles se perfectionnent chaque jour davantage.

Nous verrons alors que les phénomènes de l'entendement commencent à la naissance par une perception sensoriale obscure, et, dans tous les tems de la vie, par une perception sensoriale ou par une idée qui se développe spontanément dans l'esprit, mais qui provient toujours elle-même d'une perception sensoriale antérieure plus ou moins éloignée. Nous verrons qu'ils reparaissent dans l'entendement sous l'influence d'une sensation, quand, étant frappés par une impression qui nous surprend en quelque sorte passifs pour la recevoir, notre esprit perçoit cette impression et entre aussitôt en activité; qu'ils renaissent d'une idée spontanée, quand un souvenir, des rapports divers que nous ne cherchons pas, se présentent, pour ainsi dire, d'eux-mêmes, à notre pensée; que lorsque nous sommes surpris par une impression qui ne nous est pas connue, comme il nous arrive si souvent dans l'enfance, nous éprouvons primitivement soit une émotion de plaisir ou de peine, soit d'abord, et souvent en même tems, une impression d'étonnement et de curiosité, et consécutivement une émotion d'attention et de volonté, qui nous porte à rechercher la cause de l'impression : en sorte que les idées et les émotions s'influencent réciproquement, et que les premières sont toujours le point de départ des secondes dans leur exercice ; que lorsque la cause qui nous a surpris nous est familière, l'esprit en perçoit l'impression, en juge et en reconnaît en même tems l'objet, sans avoir besoin d'y prêter son attention ; qu'alors il prend une détermination volontaire, et, sans y penser, sans y réfléchir, commande au corps de se rapprocher ou de fuir, de prendre ou de rejeter, de combattre pour l'attaque ou la défense, suivant qu'une longue expérience lui a enseigné la nécessité et l'urgence de telle ou telle action ; que lorsque, dans la veille, des idées se développent spontanément dans l'esprit qui ne les cherche point, ce sont toujours ou des souvenirs, ou des imaginations, ou des illusions, ce qui est fort rare et appartient à un état morbide ; que ces idées spontanées peuvent développer dès leur naissance comme les perceptions sensoriales, diverses émotions de l'âme qui réagissent à leur tour sur les idées par l'attention et par la volonté ; que, puisque les idées et les émotions s'influencent réciproquement, il est indispensable de s'arrêter d'une manière toute particulière à ces influences.

Enfin, nous verrons que, dans certains cas particuliers, la vue ou le souvenir de l'objet propre à satisfaire un besoin, semble, réveiller ce besoin avec la plus grande vivacité; que, par exemple, lorsqu'on est à jeun, la vue des alimens éveille l'appétit ou même la faim; qu'il est très-probable que le besoin est sensible alors par cela seulement que l'objet qui peut le satisfaire nous y rend attentif; que cette théorie est aussi probable que celle de Cabanis, dont M. Broussais a fait un véritable roman métaphysique; qu'elle l'est même davantage, parce qu'une multitude de faits prouvent que l'attention par elle seule, rend toujours ainsi nos perceptions plus vives, sans que les sensations le soient réellement, tandis que la distraction produit des effets inverses, et nous rend insensibles aux impressions les plus fortes et les plus énergiques.

Cinquièmement, observant que l'homme a plus ou moins de tendance, suivant les individus, suivant les professions et suivant les conditions sociales, à se laisser dominer et entraîner par l'une ou l'autre des émotions que nous avons indiquées, nous reconnaîtrons que le caractère moral de l'homme, envisagé à son état de simplicité, est aussi varié que les traits de sa figure, qu'il est attentif, réfléchi, ou étourdi, indiscret; volontaire, entêté, despote, ou faible, sans volonté et sans caractère; gai et même bouffon, ou triste et mélancolique; sensible, compatissant, bon, ou dur, cruel et méchant; gourmand, friand, ivrogne, luxurieux, vindicatif, joueur, voleur, avare, ambitieux, intrigant, envieux, curieux, ou sans désirs; haîneux, ou tendre et affectueux; égoïste, ou généreux; sincère, franc et loyal, ou rusé et hypocrite; timide, honteux, modeste, admirateur sincère des autres, humble, ou téméraire, courageux, vaniteux et orgueilleux; impatient et irascible, ou patient et difficile à émouvoir.

En l'envisageant à son état complexe, suivant les conditions sociales, nous reconnaîtrons que le caractère moral de l'homme en reçoit une grande influence, et en éprouve presque constamment des modifications et des changemens plus ou moins profonds : ainsi, nous verrons que les caractères des chefs diffèrent de ceux des subordonnés, comme ils diffèrent les uns des autres par leur position particulière; que les rois, les nobles, le clergé, les employés des gouvernemens, les savans, les commerçans, les artisans, les marins, les montagnards, et bien d'autres, ont chacun leur caractère propre.

Sixièmement, nous considérerons ensuite l'esprit humain sous le point de vue des conditions de son exercice, et puis sous le point de vue des différences qu'il présente dans des circonstances déterminées. C'est ici que nous l'observerons aux divers âges de la vie. Nous n'y trouverons que des perceptions confuses chez l'enfant reposant encore dans le sein de sa mère, parce qu'elles lui viennent du toucher qui n'est qu'un sens très-imparfait, comparativement à celui de la vue; nous ne les trouverons guères plus nettes au moment de la naissance et à cause de notre ignorance originelle, et à cause de l'impuissance de nos yeux. Un peu plus tard, quand l'enfant sera devenu sensible aux sons et surtout à la lumière, nous le verrons, comme l'homme adulte, surpris par l'impression inconnue qui le frappe, la percevoir, et cette impression lui inspirer d'abord de la peine ou du plaisir, et quelquefois de l'étonnement, quelquefois de la curiosité, et consécutivement de l'attention et une détermination volontaire. Devenu attentif à l'impression qui l'aura touché, ou même sans attention, nous le verrons saisir des rapports entre les objets de ces perceptions sensoriales et les juger; nous le verrons garder le souvenir de ces objets et des idées qu'il aura acquises dans ses premières observations, et en concevoir promptement des combinaisons fort variées ou des imaginations. Puis, le suivant dans les sciences et les arts, nous le verrons multiplier rapidement les richesses de son esprit, tandis que se développeront secrètement dans son cœur toutes les passions dont il est susceptible, et quand il sera parvenu à l'âge de la réflexion métaphysique, il pourra voir dans sa pensée comme dans la nature, et s'observer pensant, comme il se voit marcher. C'est la le plus haut point de l'intelligence, aussi la plupart des hommes meurent sans pouvoir y parvenir, et les grandes capacités pensantes ont de l'inclination pour les études et les méditations philosophiques et métaphysiques.

Ainsi, la perception de ses idées étant l'apogée de l'intelligence dans son développement, parvenue là, elle a toutes ses facultés, et ne peut que les perfectionner et acquérir de nouvelles lumières.

En résumant, pour ainsi dire, toutes ces observations, et en analysant encore, avec une exactitude scrupuleuse, les objections qu'on propose aujourd'hui en faveur de l'innéïté de certaines idées, nous verrons que, toutes, elles dérivent médiatement ou immédiatement du sentiment des sens ou du sentiment de la pensée, si je puis parler ainsi; c'est-à-dire, en d'autres termes, des sensations et de la perception de notre entendement, dont nous observons les phénomènes par une espèce de sensation intérieure, en sorte qu'il n'y a d'idées innées que dans les systèmes des philosophes.

Septièmement, voulant déterminer par des faits les progrès naturels de l'esprit humain, j'ai cherché à deviner les premiers pas de l'homme vers la civilisation, par les divers degrés de civilisation observés chez les différens peuples de la terre, et ses progrès ultérieurs, par l'histoire de l'esprit et des mœurs des nations.

L'homme ayant reçu de la nature le don d'une perfectibilité dont nous ne connaissons pas les limites, marche, en général, incessamment vers une civilisation plus élevée. Cependant ses progrès soumis à mille circonstances, varient autant que les nations et même davantage : aussi trouve-t-on les différens peuples de la terre et les diverses parties d'un même peuple, à différens degrés de civilisation; et combien n'y a-t-il pas de degrés intermédiaires depuis les sauvages des îles Adaman et de la terre de feu, jusqu'aux habitans civilisés des îles britanniques et de la France ! Je tâcherai de les resserrer et de les résumer dans un petit nombre de périodes principales.

La *première Période* ou le premier degré de la civilisation fut un tems où les hommes, dispersés en petit nombre sur la surface de la terre, n'étaient réunis qu'en famille; ou manquant de tous les arts qui florissent dans nos cités, ils allaient, dans les pays chauds, tout nus, même à la ceinture, même les femmes; et marchaient, dans les pays froids et rigoureux, couverts sur les épaules et sur le dos seulement, de la peau d'un animal; où ils s'abritaient soit dans les cavernes des montagnes, soit dans des huttes incomplètes qui ne les protégeaient qu'imparfaitement; où ils ne possédaient pour tout arme que des bâtons grossiers ou des bâtons aigus endurcis au feu, et pour tout meuble que quelques couteaux de pierres tranchantes, des vessies, des paniers et des sacs de peau pour déposer leurs provisions et leurs matières de tatouage ; où ils vivaient des fruits qu'ils cueillaient aux arbres, des racines qu'ils arrachaient à la terre, des animaux qu'ils pouvaient surprendre, des poissons morts qu'ils trouvaient sur les rivages des eaux, des coquillages que la mer nourrit sur ses côtes, et, dans les climats stériles, d'insectes dégoûtans que la misère leur rendait délicieux.

Voilà l'âge d'or de la nature ; le voilà tel que l'ont vu les voyageurs, à la Terre-de-Feu, à la Nouvelle-Hollande, aux îles Adaman et dans d'autres lieux, et leur témoignage parfois suspect est néanmoins préférable à celui des poètes toujours menteurs. (*Voy.* Prevost, *Hist. génér. des Voy.*, Brux., an 10, t. XI; *Voy.* de Dampier, p. 419; de Cook, p. 340, et Malthus. *Essais sur le princ. de la pop.*, t. I, ch. 3, Paris, 1809.)

Deuxième Période. Cependant la nécessité lui donnant de l'industrie, peut-être plutôt dans les pays chauds où elle est moins pressante que dans les pays froids où elle paraît accablante, l'homme inventa des instrumens de pêche et des armes de chasse ; peut-être même inventa-t-il plutôt ces dernières pour les combats que pour la chasse. Du moins partout où l'on a trouvé des armes, on a trouvé des habitudes de guerre et des traces de carnage et de férocité. Voilà un second degré de civilisation. Ces instrumens, en effet, changèrent l'existence des hommes ; mais si les armes, en particulier, assurèrent mieux leur vie contre la disette et la faim, elle la compromirent davantage par les combats qu'elles suscitèrent; car les armes enhardirent et excitèrent les passions, et préparèrent aux hommes mille maux inconnus.

Cependant les familles venant à se multiplier, se dispersèrent, et tant qu'elles n'en rencontrèrent pas d'autres opposées à leur établissement, elles prirent paisiblement possession des lieux où il leur plut de s'arrêter. Mais il n'en fut plus de même, lorsque la multiplication toujours croissante des familles placées au centre des premières familles émigrées à l'entour, refoula sur celles-ci de nouvelles migrations ; la guerre dut s'allumer entre les descendans des mêmes aïeux, qui ne se connaissaient pas, et dont la main du tems avait effacé les titres de parenté. Les premiers occupans, se regardant comme les maîtres légitimes du pays qu'ils habitaient, ne pouvaient céder qu'à la force. Ce sentiment est commun à tous les peuples de la terre, et, dans toutes les îles de la mer du Sud, les sauvages armés ont défendu l'entrée de leurs îles à nos navigateurs modernes, comme les Américains du Brésil, du golfe du Mexique, ont autrefois défendu l'entrée de leur continent aux Espagnols et aux Portugais.

À cette seconde période de la civilisation, les

armes de l'homme consistent en des javelots, des frondes, des arcs et des flèches, des couteaux de pierre ou de coquillages; ses instrumens de pêche sont des lignes, des hameçons, qu'il amorce avec des petits coquillages ou d'autres substances, pour attraper le poisson, et des canots qu'il fait avec l'écorce des arbres pour aller à la mer; alors il n'a ni religion, ni lois, ni gouvernement, ni police, mais des passions qui, dès ce moment, le poussent à toutes sortes d'injustices et de violences.

On a rencontré beaucoup de sauvages à cette période de la civilisation. Les sauvages du détroit de Magellan, de la terre de Van-Diemen, et de toutes les côtes explorées de la Nouvelle-Hollande, n'étaient pas plus avancés à la fin du dernier siècle. (*V.* Prevost, *Loc. cit.*, tom. XI; *Voy.* de L'Hermite, page 25; de Narborough, page 40; de Froger, page 53; de Dampier, page 419; et tome XX, de Byron, page 26-29; de Wallis, page 122-128; de Cook, page 493.)

Dans les lieux peu peuplés et pauvres en gibier et en poisson, en fruits et en racines nourrissantes, l'homme parvenu au second degré de la civilisation, vit errant, et change de place à mesure qu'il en épuise les ressources, lors même qu'il n'a point de troupeaux à nourrir. On a observé cette vie errante chez plusieurs peuples : par exemple, chez les Sioux de l'Amérique du nord, qui ne paraissent pas avoir dépassé la seconde période de la civilisation. Ces peuples, manquant de troupeaux, ne changent point de lieu pour les nourrir, comme le font les Tartares, les Samoyèdes, qui possédent des rennes, et vivent à la fois de leurs troupeaux, de la chasse et de la pêche. (*Voy.* Prevost, tome XVIII, page 504; tome XV, page 14.)

Troisième période. Il est difficile de déterminer l'ordre des progrès de l'homme dans la civilisation au delà du second degré, parce qu'alors ses découvertes sont plus indépendantes les unes des autres, parce qu'elles deviennent plus nombreuses, et que plusieurs peuvent se précéder indifféremment dans tel ou tel ordre.

L'homme parvenu à ce point de la civilisation, la peur lui donna des dieux, la guerre, des chefs et une apparence de gouvernement; et dans les lieux où la terre ne produisait ni assez de fruits, ni assez de gibier pour lui fournir la nourriture dont il avait besoin, et les vêtemens qui lui étaient nécessaires, il essaya de cultiver la terre et d'élever des animaux. Nous dirons comment il fut conduit à ces tentatives et à l'invention de tous les arts, par la nécessité et par l'observation de la nature. J'ai déjà développé cette pensée dans l'introduction de ma dissertation inaugurable.

Des auteurs estimables se sont persuadés que tous les peuples reconnaissent l'existence d'un

Être suprême. C'est une erreur; cette idée ne s'observe point dans les deux premiers degrés de la civilisation que j'ai signalés, et dont j'ai cité des exemples assez nombreux, d'après plusieurs voyageurs. L'homme y est encore trop grossier et trop rapproché de la brute pour que son esprit s'élève à cette pensée, et, pour tout dire, à la théorie du monde, car Dieu en est la théorie la plus universellement accréditée. Cette idée ne se montre que plus tard, lorsque l'homme commence à réfléchir, et j'imagine qu'il vit Dieu dans l'univers, le jour qu'étonné et épouvanté par les phénomènes les plus terribles de la nature, il se mit à en rechercher dans son esprit la cause invisible à ses yeux; il le vit alors assis sur les nuées, déchaîner les vents à sa volonté, soulever les flots de la mer, et sa main lancer la foudre du sein des orages.

Quatrième Période. L'homme au quatrième degré de la civilisation, multiplia les observations et les découvertes qu'il avait déjà faites sur l'astronomie, la géographie, la botanique et la zoologie; il perfectionna la navigation, l'agriculture, et d'autres arts utiles qu'il avait déjà inventés, et y en ajouta d'autres, tels que le commerce, l'écriture et l'arithmétique; mais, toujours le jouet de son ignorance, de sa crédulité et de ses passions, il ne cessa d'attiser les guerres qui le dévoraient, et de s'abandonner à ces faux savans, qui, sorciers, médecins et prêtres tout à la fois, rongent les sociétés humaines parvenues à ce période de la civilisation. (*Voy.* les *Voyages en Afrique et en Amérique.*)

Cinquième Période. L'homme, après avoir étudié les phénomènes et les êtres de la nature pour leur seule utilité, après s'être exclusivement adonné aux arts nécessaires, à ses besoins, inventa et cultiva les arts d'agrément, ou les beaux arts, qui servent à ses plaisirs. C'est à ce degré que parvinrent les Grecs et les Romains dans les plus beaux tems de leur gloire; mais les peuples retombèrent ensuite de cette hauteur sous les coups redoublés de la barbarie, et rétrogadèrent au quatrième degré que leurs aïeux avaient franchi. Ces mauvais tems durèrent jusqu'au quatorzième siècle de notre ère, en présentant, aussi bien que la période précédente, plusieurs époques historiques très-distinctes; mais, alors, spectacle inoui dans l'histoire, et qui place les peuples modernes beaucoup au-dessus des peuples anciens, ils remontèrent à la cinquième période, et du même coup s'élevèrent à la sixième.

Sixième Période. Elle commença donc au quatorzième siècle. L'homme ajoutant toujours aux sciences qu'il avait créées, et perfectionnant incessamment les arts qu'il avait inventés, parvint presque dans le même moment à plusieurs découvertes capitales, qui firent une révolution dans le monde, et en préparèrent beaucoup d'autres. Eh! qu'on ne s'imagine pas que ces découvertes soient dues à une seule découverte importante, à l'imprimerie, par exemple, ou qu'elles soient le fruit du hasard! nous montrerons qu'elles sont les résultats de diverses circonstances et d'une infinité d'efforts tentés avec persévérance, à cette époque, par différens hommes de génie, doués d'un goût vif et passionné pour la vérité et pour les études sévères et positives qui y conduisent. Ainsi, nous verrons, d'une part, que la religion y a contribué de deux manières, et par les croisades, et par les études continuelles de ses moines; que les alchimistes les ont préparées par leurs expériences, que la découverte de l'imprimerie, en répandant partout les vérités connues, a semé partout les germes d'une multitude d'autres inventions; que la découverte d'une foule de pays inconnus en Afrique, en Asie et en Amérique, éveilla la curiosité, inspira le besoin de s'instruire, et provoqua singulièrement les comparaisons et les réflexions de la pensée sur les mœurs, les habitudes, les cultes et les gouvernemens des nations.

Nous verrons d'autre part, que ces découvertes ne sont point nées d'un hasard heureux, mais de l'activité générale de l'esprit humain à cette époque. En effet, dès le quatorzième siècle, on revint avec une nouvelle ardeur à l'étude de la nature, aux expériences et aux essais qui enfantent les découvertes; aussi, vers 1350, le moine Schwartz inventa la poudre à canon; peu après, vers 1438, Guttemberg imagina de graver sur bois des pages entières, comme le faisaient les Chinois depuis plusieurs siècles, pour abréger le tems qu'exige la copie des manuscrits. Cette première idée, déjà si heureuse, le conduisit ensuite, vers 1440, à graver des caractères mobiles, pour arriver plus sûrement au même but. L'imprimerie fut dès lors inventée.

En ce tems-là, et même auparavant, en 1415, un prince éclairé, le prince Henri, troisième fils de Jean Ier de Portugal, enflammé du désir d'ajouter de nouveaux pays à ceux que l'on avait déjà découverts dans les mers Atlantiques, y employa, sans interruption, quarante années de sa vie. Sous son influence furent découverts successivement le cap *Bojador* par les Portugais, en 1415; *Puerto santo*, en 1418, par J.-G. Zarco et T.-V. Texeira; l'île de *Madère*, en 1419, par les mêmes; le *Rio del oro*, l'une des îles d'*Arguin*, et l'île de *Las-Garzas*, en 1443, par Nunno Tristan; le cap *Verd*, en 1446, par D. Fernandez; le *Rio-Grande*, en 1447, par Nunno Tristan; les *Açores*, en 1461, par G. Vello; les îles du *Cap-Vert*, par Antonio de Noli; et enfin, le pays de *Sierra-Leona*, par Pédro Centra et Suero de Costa, en 1463, qui fut la dernière année de ce grand prince. Après sa mort, les Portugais continuèrent leurs recherches dans les mers de l'Afrique, pour y trouver un chemin qui les conduisit aux Indes-Orientales. Pendant que les esprits étaient ainsi tournés vers les voyages, C. Colomb, guidé par quelques faits et par ses idées systématiques, imagina d'aller découvrir de nouvelles contrées du côté de l'occident. Sa constance, son opiniâtreté, son courage et l'immensité de la découverte du Nouveau-Monde enfin, immortalisèrent son nom, et donnèrent à ses idées beaucoup plus d'éclat qu'elles n'en eurent réellement; car, Colomb ne cherchait dans les mers d'Amérique qu'un pays inconnu, comme les Portugais cherchaient dans les mers d'Afrique des pays et un passage ignorés; et tous voguaient incertains, quoique pleins d'espérance et de courage; mais Colomb en avait plus peut-être à lui tout seul, que tous les autres ensemble. Ainsi, cette grande découverte ne naquit point du hasard, mais, comme tant d'autres, des tems et du génie.

Huitièmement, nous démontrerons encore que la nature a donné aux bêtes quelques-uns des rayons de l'intelligence qui nous éclaire, et leur a refusé surtout la perfectibilité qui nous élève au-dessus de tous les animaux; qu'en effet leur entendement est un composé de quelques-unes des facultés de l'homme, et peut-être de quelques autres qui nous manquent, ou du moins de quelques facultés intellectuelles plus développées chez eux que chez nous ; comme la m moire des lieux qu'ils possèdent à un bien plus haut degré que nous-mêmes, si la facilité avec laquelle ils retrouvent les lieux qu'ils cherchent n'est pas quelquefois le résultat d'une autre faculté; que leur intelligence est éducable et perfectible, mais qu'elle l'est peu parce que, n'ayant point de faculté intellectuelle pour le langage, et ne pouvant saisir le sens que d'un petit nombre de mots destinés à exprimer des idées d'ailleurs fort simples, le champ de leurs connaissances se trouve très-circonscrit, et les moyens de se les transmettre, de s'instruire et de se perfectionner par la succession des générations absolument nuls; que si les petits des animaux répètent les mêmes actions que leurs parens, lors même qu'en ayant été séparés tout jeunes ils n'ont pu s'instruire à leurs exemples, ce phénomène n'est point une objection contre leur intelligence, et qu'il est dû à ce que les facultés intellectuelles sont les mêmes dans les mêmes espèces; que la perfectibilité des animaux étant très-bornée, les enfans se trouvent en naissant, du moins en apparence, presque aussi savans que leurs pères; que d'allieurs l'homme exécute les mêmes actions dans les mêmes degrés de la civilisation; qu'on le voit, par suite des mêmes facultés, inventer les mêmes choses par toute la terre, se construire les mêmes huttes, se couvrir des mêmes vêtemens, pêcher partout avec des hameçons et des canots, se donner les mêmes armes : des massues de bois dur, des couteaux de pierres tranchantes, des javelots, des frondes, des arcs et des flèches qu'il ne manque pas d'empoisonner s'il en trouve les moyens à sa portée. Si maintenant vous persistez à demander pourquoi le chardonneret enfermé, captif dès sa naissance, fait à peu près son nid comme son frère qui, ayant échappé à la main de l'oiseleur, a pu profiter de l'exemple de ses parens, demandez aussi aux sauvages pourquoi ils agissent tous de la même manière, sans se connaître et s'être jamais entendus? Vous le voyez, c'est que l'homme possède la même intelligence, seulement à des degrés différens.

Nous verrons aussi qu'il se mêle à ces actions des actes irréfléchis, dérivant de facultés tout instinctives, dont la sagesse de la nature a doué toutes les espèces pour mieux assurer leur existence contre les caprices de leur volonté.

Peut-être quelques personnes pieuses s'effraieront-elle de ces faits, et croiront-elles le théïsme ébranlé par ces observations ! Qu'elles se rassurent, le théïsme ne peut que gagner à l'étude de la nature. Il y a tant d'harmonie, d'intelligence dans les faits de cet univers, soit qu'on les observe dans leur ensemble, soit qu'on les observe dans leurs détails, que la cause du théïsme a plus à gagner qu'à perdre à les connaître. Aussi je ne crains pas de dire que si j'avais à la défendre, c'est là, et là seulement, que j'irais chercher des armes pour le combat. Il y a là, le sujet d'un grand et bel ouvrage, et je suis toujours étonné de voir que les génies de la théologie n'y aient pas puisé d'avantage, et n'aient pas préféré les lumières de la nature aux lumières de la métaphysique, si obscures pour le commun des hommes.

Neuvièmement, nous ferons voir que jusqu'à ce jour nous ne connaissons encore positivement le siége d'aucune faculté de l'âme. Nous le prouverons, et par de nombreuses observations que nous emprunterons à la pathologie, et par beaucoup d'expériences discordantes que nous emprunterons aux recherches expérimentales des physiologistes et aux nôtres.

Je rassemblerai sous le titre de fonctions des *incitations nerveuses* ou d'inervation, l'ensemble des actions nerveuses, par lesquelles sont déterminés les mouvemens volontaires, les mouvemens instinctifs, et les mouvemens involontaires du cœur, des intestins, etc.

Nous verrons que chacune de ces incitations paraît avoir un point de départ, d'où elle est ensuite transmise aux muscles et aux organes sur lesquelles elle agit, en sorte que ces phénomènes paraissent se composer : d'une première action nerveuse qui paraît avoir son siége dans l'encéphale, la moelle épinière ou les ganglions ; d'une seconde action qui se passe dans les nerfs, et paraît consister dans la transmission de la première; d'une troisième action qui appartient à l'extrémité des nerfs et agit sur les muscles ou d'autres organes, et concourt ainsi par divers mécanismes à l'accomplissement d'une foule de fonctions : à celle de la vision, par la cinquième paire; à celle de la digestion et de la respiration, par le pneumo-gastrique; à celles de la circulation, des sécrétions, de la nutrition, de la calorification, par une foule de nerfs différens.

A l'occasion de *la digestion*, nous ferons voir que les alimens et les boissons de l'homme sont très-diversifiés, et nous tâcherons d'en déterminer, avec plus d'exactitude qu'on ne l'a fait, les différentes espèces, pour en déterminer ensuite plus exactement les effets sur les organes digestifs, dans l'histoire comparée de la digestion.

J.-L. Petit nous a laissé beaucoup de phénomènes à observer dans les mouvemens de la bouche et de la gorge, destinés à la préhension des alimens et des boissons, à la mastication et à la déglutition. Nous avons montré, dans le journal de M. de Ferussac, que l'homme buvant de trois manières bien différentes : par affusion, par succion et par aspiration, dont nous avons donné l'analyse, dans les deux premiers cas, la base de la langue se tient toujours relevée contre le voile du palais abaissé, en sorte que la boisson ne peut arriver à la gorge qu'après avoir été avalée, et que la respiration peut se continuer par le pharinx et le nez; que dans la préhension des alimens, tantôt la langue les reçoit sur sa surface, tantôt elle les va chercher par divers mouvemens; que c'est seulement et en les observant au miroir, et en les étudiant par la sensation qu'ils occasionent, que l'on parvient à en prendre une connaissance exacte; que dans la mastication, les dents molaires agissent avec beaucoup plus d'énergie d'un côté que de l'autre; que du côté où elles agissent si vivement, elles coupent pour ainsi dire les alimens entre les tubercules externes des dents supérieures et inférieures, qui glissent obliquement les uns sur les autres, comme des lames de ciseaux; que la langue, aidée de l'action des joues, place les alimens sous les dents, et les y maintient avec l'aide des buccinateurs; qu'elle sait les ressaisir par plusieurs mouvemens, quand ils échappent à l'action des dents, pour les soumettre de nouveau à leur puissance; que les joues savent aussi les leur rapporter par deux mouvemens différens, soit en les pressant contre le plan incliné des dents inférieures, soit en s'abaissant par l'action du peaucier pour les presser de bas en haut avec plus de succès; que la langue rasssemble les alimens sur sa surface par plusieurs mécanismes, pour les mâcher de nouveau ou les avaler; que le plus communément elle ne fait que les recevoir, poussés qu'ils sont par la contraction des fibres horizontales du buccinateur, qui fait saillir les joues entre les dents sous la forme d'un bourrelet assez volumineux (*Voyez* mon Mémoire *Journal de Ferussac,* 1810).

Nous verrons en outre qu'il arrive un moment où nous éprouvons une sensation confuse et irréfléchie, qui nous avertit que les alimens sont assez mâchés, et qu'alors nous avons une telle disposition à les avaler, que nous le faisons sans y penser, sans le vouloir, et même quelquefois contre notre volonté; que, dans un premier acte de la déglutition, les alimens sont chassés jusqu'à l'isthme du gosier; que, dans un second acte ils franchissent ce détroit, le pharynx, et pénètrent dans l'œsophage, saisis et poussés par la contraction simultanée de l'isthme du gosier et du pharinx; qu'avant ces contractions synergiques et convulsives, ils sont toujours dans la bouche et en peuvent être rejetés; qu'après ils sont toujours dans l'œsophage, et ne peuvent plus être ramenés au dehors; que, dans un troisième et dernier acte, ils parviennent à l'estomac; que la même puissance qui, dans la dijestion stomachale, chasse les alimens digérés dans l'intestin, s'oppose à ce qu'ils ne refluent par le cardia et ouvre peut-être le pylore; que cette puissance est une anse musculaire qui embrasse le côté gauche du cardia et se porte le long de la petite courbure de l'estomac vers le pylore; que, dans l'intestin, les alimens poussés tour à tour par des mouvemens péristaltiques et anti-péristaltiques, vont et reviennent mille fois sur leurs pas; que, remuées sans cesse par ces mouvemens, les parties alibiles des alimens se présentent plus sûrement à l'absorption intestinale et la rendent plus exacte et plus complète; que si lorsque le résidu de la nourriture parvient au rectum, et y cause le besoin d'aller à la selle, on y résiste, il est possible qu'un mouvement anti-péristaltique de l'intestin le remonte dans le canal et retarde beaucoup la défécation; que, par suite d'un semblable mouvement, il est possible que l'on ne puisse rendre un clystère pris dans l'instant même; que toutes les fois que le besoin s'en fait vivement sentir, la défécation s'accomplit par la contraction des fibres circulaires du rectum qui poussent les excrémens contre l'anus, tandis que ses fibres longitudinales, prenant leur point d'appui sur les fibres circulaires contractées et appuyées elles-mêmes sur les excrémens qui résistent, dilatent l'anus en en tirant à la circonférence les bords appuyés de leur côté sur la masse des faces; que les contractions simultanées du releveur de l'anus concourent peut-être à la dilatation de son sphincter; que, dans le cas où le besoin d'aller à la selle est peu sensible et où nous sommes obligés de faire beaucoup d'efforts, c'est probablement sous la seule influence de ces efforts que la défécation s'accomplit; qu'il est très-douteux que les mouvemens du rectum soient, comme on l'avance, soumis à la volonté; que, dans les excrétions gazeuses qui se font par l'anus, comme dans celles qui se font par l'œsophage, il peut y avoir production de sons assez variés sous le rapport du ton et de l'intensité; que, dans le premier cas, le son est dû aux vibrations du bord de l'anus, dans le deuxième à celles du bord de l'ouverture supérieure de l'œsophage et produit dans l'un et l'autre par le mécanisme des anches : c'est-à-dire, par le passage alternatif et périodique de l'air à travers une ouverture qui s'ouvre et se ferme tour à tour, comme on le voit quelquefois arriver dans la glotte; que, dans le vomissement, la glotte se fermant, l'inspiration et l'expiration étant suspendues, alors les poumons ne peuvent plus se vider de l'air qui les remplit; que le diaphragme ne peut plus s'éloigner de leur base et s'abaisser; qu'il ne contribue alors à comprimer l'estomac qu'en resserrant la base de la poitrine qui est très-mobile; qu'il offre un appui solide à ce viscère, pendant que les muscles de l'abdomen le compriment avec violence; que l'œsophage se raccourcissant avec effort, ouvre nécessairement le cardia, malgré l'anse musculaire qui l'embrasse à gauche et dont j'ai parlé plus haut; que les alimens franchissent alors l'œsophage et le pharynx par un mouvement presque complet d'anti-déglutition; mais que remontant contre le bord libre du voile du palais, il n'est pas étonnant qu'ils s'échappent souvent en partie par le nez.

Nous verrons, en parlant de *la respiration*, que le besoin de respirer, lorsqu'on n'y cède point, cause une sensation particulière, qui devient de plus en plus pénible et se propage de la poitrine à tout le corps, et spécialement au périnée et au pénis où elle n'est pas tout-à-fait sans volupté, en sorte qu'elle explique l'érection et les éjaculations que l'on observe sur les pendus ; que ce besoin détermine alors, involontairement et malgré la volonté, des efforts d'inspiration très-remarquables dans les narines, dans la gorge, dans les parois de la poitrine, efforts qui deviennent d'autant plus sensibles que l'on y résiste davantage et que le besoin est plus pressant; que, dans ces efforts, les muscles qui s'attachent à la circonférence supérieure de la poitrine, agissent avec énergie ; que le grand dorsal agit aussi par ses attaches costiennes ; qu'il est douteux que le grand dentelé, et surtout que le grand pectoral aident ces muscles du secours de leur action ; que, dans les grandes inspirations, le sternum et les côtes se meuvent de la manière la plus évidente ; que le sternum se porte en avant, sans éprouver de bascule comme on le dit ; que toutes les côtes qui tiennent immédiatement ou médiatement au sternum, s'élèvent nécessairement ensemble et toutes autant les unes que les autres, à leurs extrémités antérieures, et d'autant plus les unes que les autres, à la même distance de la colonne vertébrale qu'elles, sont plus courtes, en sorte que les côtes supérieures s'élèvent proportionnellement davantage que les inférieures ; que les côtes s'élèvent en outre par leur corps en se tordant un peu et en tournant autour d'un axe qui passerait par leurs extrémités; que ce second mouvement, bien différent du premier, est d'autant plus grand que les côtes sont plus inférieures, parce que la convexité et le plan des côtes se dirigent de plus en plus en bas et en dehors, à mesure que ces os sont placés plus bas ; que ce second mouvement augmente d'étendue dans les côtes en sens inverse du premier, et qu'il est surtout destiné à dilater la poitrine en travers, comme l'autre la dilate en avant; mais qu'il la dilate plus que le premier; que tout ce que l'on a dit de la mobilité comparative des côtes, jusqu'à présent, est inexact, parce que leur mouvement est très-complexe, et qu'on ne l'a point analysé ; que les deux dernières côtes, et même quelquefois la dixième, se portent en dedans pendant les grandes inspirations, par suite de la contraction du diaphragme ; enfin, que dans les inspirations ordinaires ou les petites inspirations, les côtes supérieures et le sternum ne se meuvent pas sensiblement ; que les côtes inférieures se meuvent cependant d'une manière plus distincte, et spécialement par leur mouvement de rotation ou le second mouvement dont j'ai parlé.

Nous verrons encore que souvent dans les grandes inspirations, tandis que la poitrine se dilate, les narines, l'isthme du gosier et la glotte se dilatent aussi, mais que ce phénomène n'est pas sensible dans les narines, et souvent même dans l'isthme du gosier, pendant les inspirations ordinaires.

Nous montrerons que l'expiration est plutôt déterminée par le besoin de respirer un air nouveau que par le besoin de rejeter celui que les poumons contiennent; que, dans ce phénomène, les poumons reviennent sur eux-mêmes, et par la pression que les parois du thorax exercent sur eux, et par leur élasticité; que, dans le mouvement d'expiration, les côtes et le sternum se meuvent en sens inverse des mouvemens qu'ils épouvent dans le phénomène de l'inspiration; qu'il n'est point prouvé que le sang se forme plutôt dans le poumon qu'ailleurs; que ce n'est que par hypothèse qu'on l'a fait l'organe de l'*hématose;* qu'au contraire tout porte à croire qu'il n'en est point ainsi. En effet, le sang qui arrive aux poumons est réellement du sang, et c'est aux organes d'où il revient par les veines qu'ils se forme sans cesse.

Dans les phénomènes accessoires de la respiration, il se passe des choses assez curieuses et peu connues. Pendant le baillement, il y a des mouvemens dans la gorge, dans le voile du palais, du bruisement dans les oreilles, et une surdité momentanée, dus aux contractions des peristaphylins, et surtout de l'interne qui s'attache en partie à la trompe d'Eustache.

Dans le rire, en même tems que des expirations saccadées et convulsives donnent lieu à une suite d'éclats de voix plus ou moins bruyans, le voile du palais s'élève, le pharynx et l'isthme du gosier se resserrent par saccades qui correspondent aux éclats de la voix. Ce resserrement simultané de l'isthme du gosier s'opère surtout par le rapprochement des piliers postérieurs du voile du palais, et l'air entraîne la luette en avant à chacune des saccades de l'expiration.

Dans la toux il y a élévation, tension du voile du palais, et encore resserrement du pharinx et de l'isthme du gosier. C'est une sorte de loi dans les phénomènes de l'expiration. Dans l'expuition des crachats, on l'observe aussi : le voile du palais se tend en voûte, le pharynx se resserre en un canal étroit et l'embrasse, la base de la langue se gonfle et retrécit de bas en haut l'isthme du gosier qui se resserre en outre en travers; enfin une expiration brusque, accompagnée d'un mouvement d'anti-déglutition, chasse le crachat sur la surface de la langue, près de sa pointe. Dans un dernier acte, le crachat est rejeté par un flot d'air expiré rapidement, au moment même où le pharynx fermé et déjà resserré, se resserre encore davantage, et s'ouvre soudain par l'abaissement de la langue.

Nous prouverons, du moins nous en avons l'espoir, que *l'absorption* n'est point un phénomène d'imbibition. Et quoique l'on puisse développer de pareils phénomènes dans l'économie, nous verrons que cela ne démontre même pas qu'ils se passent habituellement où l'expérience leur donne naissance.

Nous verrons aussi que les organes évidens de l'absorption sont la peau, les membranes muqueuses, séreuses, synoriales, le tissu cellulaire et le parenchime de toutes les parties du corps; que nous ne pouvons distinguer les capillaires qui sont les organes mystérieux de l'absorption, en artériels, veineux et lymphatiques, et parce que tout porte à croire que leur structure et leur forme intérieure sont les mêmes, et parce que s'ils diffèrent les uns des autres nous l'ignorons; que, par suite, nous ne pouvons dire si l'absorption se fait exclusivement par une espèce particulière de capillaires, ou plutôt par telle espèce que par telle autre, nos connaissances se bornant à savoir que les matières absorbées s'observent plutôt dans les veines que dans les vaisseaux lymphatiques, et jamais dans les artères, quoiqu'on ait fait des expériences pour conduire la science à des conclusions inverses à l'égard de ces dernières.

La circulation est une des fonctions les plus compliquées, et où le besoin de raisonnemens sévères et de réflexions approfondies se fait le plus vivement sentir. Nous trouverons beaucoup d'incertitudes, beaucoup d'obscurités et peu de points parfaitement clairs dans la circulation lymphatique; nous serons plus heureux à l'égard de la circulation des veines, du cœur et des artères.

En parlant de la circulation du sang, nous ferons voir que s'il passe successivement des capillaires généraux dans les veines générales, et ensuite dans les cavités droites du cœur, l'artère, les capillaires, les veines pulmonaires, et puis par les cavités gauches et les artères générales, pour revenir aux capillaires généraux, il ne circule point d'une manière continue et uniforme dans tout son cours. Nous verrons qu'il passe par un mouvement *continu* des capillaires généraux dans les veines générales; qu'il s'avance par un mouvement semblable et à peu près uniforme dans toutes les veines, jusqu'à une certaine distance du cœur; qu'au contraire il ne passe des veines voisines de cet organe dans son oreillette droite, et puis de cette oreillette dans le ventricule droit, et de ce ventricule dans l'artère pulmonaire, que par des mouvemens *périodiques et intermittens* de progression, qui alternent avec un mouvement de reflux; que ce mouvement rétrograde reporte une partie du sang de l'un de ces organes dans celui qui le précède et d'où celui-ci l'avait chassé ; que dans le passage du sang d'un organe par celui qui le suit, dans la direction de son mouvement de progression, le sang obéit à l'effort de l'organe d'où il sort ; que dans l'oreillette, le ventricule et l'artères pulmonaires, il se partage évidemment sous l'influence de leur effort en trois portions, l'une *rétrograde*, qui cause le mouvement de reflux ; l'autre *progressive*, qui s'avance dans le ventricule en sortant de l'oreillette, et dans l'artère pulmonaire en sortant du ventricule ; la troisième *intermédiaire* qui, d'abord immobile, finit par suivre le mouvement de la portion progressive ; qu'il passe ensuite des artères dans les capillaires pulmonaires, et de ces capillaires dans les veines de même nom, par un mouvement continu ; qu'il passe au contraire des veines pulmonaires dans l'oreillette gauche du cœur, de celle-ci dans le ventricule du mêmecôté, et de ce ventricule dans les artères générales, par des mouvemens de progression intermittens, qui, alternent avec des mouvemens de reflux, comme dans les parties analogues de l'arbre à sang noir ; que, d'ailleurs, il circule des artères générales vers les capillaires généraux par un mouvement progressif continu ; qu'il circule dans ces vaisseaux d'une manière qui nous est peu connue ; que nous ne connaissons guères mieux les causes qui le font circuler de ces vaisseaux dans les veines ; qu'il est des obstacles qui s'opposent à son cours et à son mouvement progressif, comme à son mouvement rétrograde; que ces obstacles sont la masse du sang à mouvoir, les surfaces frottantes, la résistance des parois des divers organes circulatoires à l'effort du sang qui tend à les dilater, et la pesanteur; que tout ce qui peut augmenter ces obstacles, comme : la multiplicité, la longueur des vaisseaux, leurs flexuosités, qui augmentent à la fois les masses de sang à mouvoir, et les surfaces frottantes, l'étroitesse des voies circulatoires, leur inextensibilité, les valvules, les éperons qui multiplient les frottemens, la direction ascendante des vaisseaux qui force le sang à circuler contre son poids, sont des résistances; que ce sont ces obstacles qui détruisent, à chaque impulsion du cœur, la vitesse du mouvement communiqué au sang par les ventricules ; que sa vitesse est inégale ou différente dans les différentes divisions des veines et des artères, en raison de la force motrice et des obstacles; que la vitesse de la circulation va en croissant des racines vers les troncs veineux , et en diminuant, dans les artères, des troncs vers les rameaux , parce que la capacité totale du cône, ou de l'arbre veineux, se rétrécit et diminue des racines vers les troncs, tandis qu'elle va croissant, dans le cône ou l'arbre artériel, des troncs vers leurs rameaux; que d'ailleurs il sort nécessairement autant de sang de ces arbres vasculaires, par un bout, qu'il en entre par l'autre; que les résistances ne peuvent retarder le sang dans un point de la longueur de son cours, à cause de la continuité de ses colonnes sanguines jusqu'à leur principe où se trouve la force qui les meut, le cœur, par exemple, et qui peut seul triompher de ces résistances nombreuses; que Haller et Bichat, chacun en sens inverse, et tous les Physiologistes qui les ont suivis, se sont égarés dans ces questions, et que pour ne les avoir point analysées, ils n'ont rien compris aux différences *périodiques* et alternatives de vitesse, que le sang présente dans certains points de son cours; à celles qu'il offre dans les *divisions vasculaires opposées* des veines ou des artères; enfin, à celles qu'il offre encore dans les divers points de *la longueur des systèmes veineux et artériels* (1).

Nous verrons que *la nutrition* paraît former aux dépens du sang, dans quelques organes au moins, et probablement dans tous, des produits qu'elle unit à leur tissu par un mouvement de *composition*, sinon pour toute la vie, du moins pour un certain tems; que cette même fonction paraît former continuellement d'autres produits, qu'elle sépare du tissu des organes par un mouvement

---

Voyez à cet égard ma Thèse inaugurale où j'ai déjà exposé tous ces faits. Chez Béchet jeune, libraire, place de l'École-de-Médecine.

de *décomposition*, qu'elle reverse dans le sang, et que les sécrétions rejettent au dehors comme des débris du mouvement de la vie, et comme des matériaux devenus impropres à faire partie de l'organisation. Nous verrons que ces matériaux étant d'une nature très-diversifiée, il n'est pas possible que des alimens simples et toujours les mêmes, puissent réparer, pour l'économie, des pertes si variées; que c'est là, la véritable cause de la mort des chiens que l'on a nourris avec du sucre et de la gomme, et non l'absence de l'azote; car une préparation azotée, fort simple, ne suffirait pas davantage à les nourrir; que l'action prolongée des forces mécaniques modifie la nutrition des organes et même des os; qu'enfin il reste beaucoup de recherches à faire sur cet obscur phénomène.

Les sécrétions forment une des mystérieuses fonctions de l'économie. Nous avons l'espérance de démontrer que l'exhalation n'est point un phénomène de transsudation, comme on l'a supposé pour l'expliquer; que rien ne prouve aujourd'hui que les materiaux caractéristiques des sécrétions glandulaires soient tout formés dans le sang; que, si ceux de l'urine s'y observent après l'ablation des reins, cela pourrait tenir, soit à ce que, dans ce cas, les autres organes du corps remplacent les reins et forment dans leur décomposition nutritive les matériaux qui caractérisent l'urine, soit à ce que les élémens de ces matériaux se multipliant dans le sang, ils s'y combinent entre eux pour les former, par suite de leur multiplication même ou de quelque circonstance que nous ignorons.

Quant à *la calorification :* il paraît résulter de tous les faits connus, que la respiration produit de la chaleur et échauffe le sang sous l'influence du système nerveux; que la circulation des artères générales la porte et la conduit, pour ainsi dire, à tous les organes; que les capillaires généraux l'y répandent et les échauffent tous; que cette dispersion de la chaleur se fait à la fois par un mécanisme analogue au dégagement de la chaleur dans un corps inerte, et par un phénomène vital fort obscur, soumis à l'action du système nerveux sur les capillaires; que c'est un paradoxe insoutenable de conclure des expériences de M. Brodie, que la respiration et la circulation refroidissent; car ces expériences mènent certainement à des conclusions différentes, comme je le démontrerai, j'espère, avec la dernière évidence.

Après avoir décrit toutes les fonctions de relation et de nutrition, nous aurons encore à décrire, parmi les fonctions destinées à la conservation de l'individu, celles de résistance à la chaleur et aux forces mécaniques qui tendent presqu'incessamment à nous détruire.

Nous décrirons, sous le titre de fonctions de

résistance, un ensemble de phénomènes fort intérressans qui appartient à la physiologie, puisqu'il dépend de l'organisation et sert à la vie qu'il protége, aussi bien que les mouvemens mécaniques des os, aussi bien que les phénomènes physiques de la lumière dans l'œil. Quoique cet ensemble de phénomènes n'ait encore trouvé de place dans aucun ouvrage dogmatique; quoiqu'on n'ait encore publié que quelques fragmens décousus sur ce sujet, je les rattacherai tous, ici, au travail particulier que j'ai fait sur cette matière.

J'en formerai une fonction, parce qu'adoptant la méthode des physiologistes qui partagent les phénomènes des êtres vivans en plusieurs groupes, d'après les usages communs qu'ils remplissent, je ne pourrais en traiter sous un autre titre, sans manquer à ce principe, et parce que d'ailleurs il importe peu que l'on en parle sous tel ou tel titre: j'en formerai une fonction, quoique la résistance mécanique de nos parties dures soit la même à peu près sur le cadavre que sur l'homme vivant, parce que si la résistance de ces parties, après la mort, est sans but et sans utilité, elle ne remplit pas moins des usages réels pendant la vie, et qu'on doit l'étudier et la décrire dans l'intérêt de la science. Et en effet, que dirait-on du physiologiste qui s'abstiendrait de parler des mouvemens de nos os, des réfractions que la lumière subit dans l'œil, des images qui vont se peindre au fond de cet organe, de tous les phénomènes hydrauliques de la circulation, sous prétexte que l'on peut reproduire ces phénomènes sur le cadavre, et qu'ils dépendent uniquement de la disposition matérielle des organes et non de la vie!

Parlant d'abord de la résistance du corps à la chaleur, nous démontrerons qu'elle n'est pas le simple résultat de l'évaporation cutanée et pulmonaire, qu'elle est due aussi à une *résistance vitale, particulière*, qui ne peut s'expliquer par aucun des autres phénomènes de la vie, et qui est pour nous une propriété vitale élémentaire.

Parlant ensuite de la résistance de l'homme aux forces mécaniques, nous la considérerons successivement dans les fluides, les parties molles et les parties dures. Nous verrons alors que la tête, la colonne vertébrale, la poitrine, le bassin et les diverses parties des membres résistent différemment, suivant les cas: suivant le mode d'action des forces, et suivant la disposition propre ou relative de chacune de nos parties; suivant que les forces agissent vivemement ou lentement, sur un point large ou étroit; suivant la direction de la force; suivant l'épaisseur, la forme, la cohésion, l'élasticité et les rapports de contiguité ou de continuité de la partie sur laquelle elle agit : que, par exemple, le crâne, la poitrine, le bassin, résistent par des mécanismes très-différens; que le crâne résiste comme une sphère ou un ovoïde creux, très-solide, d'inégale épaisseur, mais composé d'une seule pièce, et non comme une voûte soutenue par des arcs-boutans, ainsi qu'on l'a répété depuis le Mémoire de Hunauld; que la poitrine résiste, au contraire, comme un cylindre très-flexible et très-élastique, et le bassin comme un cylindre très-solide. Nous trouverons, par l'examen approfondi de tous ces phénomènes et des fractures qui les suivent si fréquemment, que la résistance mécanique est un phénomène complexe qui se fait toujours, dans les diverses parties, par plusieurs modes de résistances plus simples, et que l'analyse réduit aux résistances : par cohésion, par ressort, par mouvement de céder, par transmission et par inertie. Nous expliquerons ces phénomènes avec d'autant plus de détails, que Hunauld, Bichat et M. Cruveilhier, qui les ont décrits, ne les ont pas entendus.

A l'occasion de *la génération*, qui finit l'histoire des fonctions, nous apprécierons les recherches des auteurs par les nôtres; car il est impossible de prononcer sur ces matières, sans avoir répété, varié leurs expériences, et sans en avoir raisonné et analysé rigoureusement tous les résultats.

Enfin, je terminerai ma Physiologie par une analyse rigoureuse des phénomènes de la vie, où j'aborderai, avec tous les développemens qui me paraîtront nécessaires, l'histoire des propriétés vitales si scandaleusement réprouvées aujourd'hui.

J'aurai démontré dans les considérations préliminaires de l'ouvrage, que ces propriétés ne sont point des fonctions ou des phénomènes, mais bien les principes de ces fonctions ou de ces phénomènes; qu'en physiologie le terme de propriété signifie toujours puissance, faculté propre à la vie; qu'il y a nécessairement autant de facultés vitales que de phénomènes vitaux, car il est évident que tout organe qui présente un phénomène, a la faculté de le présenter; enfin, que les propriétés de la vie sont beaucoup plus nombreuses qu'on ne le croit et qu'on ne l'enseigne; et je prouverai jusqu'à l'évidence dans l'analyse qui finira l'ouvrage, qu'il est aussi impossible aux physiologistes de ramener les phénomènes de la vie à deux ou trois propriétés, qu'il le serait aux chimistes de ramener tout les corps aux cinq élémens des anciens. (*Voyez* mon *Essai d'Analyse des Phénomènes de la Vie*, chez Baillière.)

Je termine ici l'indication de quelques-uns des faits qui me paraissent nouveaux, et que j'exposerai dans ma Physiologie. Je m'y suis peut-être déjà trop arrêté; mais publiant mon ouvrage par parties, je me suis cru obligé, en conscience, d'en donner un aperçu assez détaillé, pour que l'on put en apprécier la forme et en juger l'esprit.

Si le lecteur a été un peu attentif à tout ce que j'ai dit; si, d'ailleurs, il connaît bien les ouvrages que nous possédons aujourd'hui sur la Physiologie, il a dû remarquer que l'observation et le raisonnement nous suffiront pour résoudre bien des difficultés ; qu'à l'aide de ces deux moyens d'étude, nous rectifierons une foule d'erreurs sur la locomotion; que nous ajouterons un certain nombre de faits à la théorie de la voix, et referons complètement l'histoire de la prononciation; que nous agrandirons celle des sensations, et particulièrement celle de la vision ; qu'en envisageant l'entendement sous toutes ses faces, nous saisirons mieux l'ensemble de ses phénomènes et des propriétes d'où ils découlent, nous présenterons surtout un tableau plus exact des émotions de l'âme et des caractères moraux, nous tracerons une histoire plus positive du développement de l'intelligence aux différens âges de l'homme, et dans la suite des siècles aux différens âges du genre humain, nous pourrons enfin expliquer l'entendement des animaux, presqu'inexplicable, jusqu'à ce jour.

On aura dû observer encore que nous pourrons analyser la plupart des phénomènes mécaniques de la digestion, de la respiration et des résistances mécaniques; la plupart des phénomènes hydrauliques de la circulation, que jusqu'à présent les Physiologistes n'ont guère analysés ; et qu'enfin l'observation, et surtout le raisonnement, nous suffiront encore pour nous défendre du prestige des expériences que l'on a faites dans ces derniers tems, sur l'absorption, l'exhalation, les sécrétions, et la nutrition. Si le lecteur veut bien remarquer que presque tous les faits nouveaux indiqués dans cet aperçu de notre ouvrage, sont exclusivement dus à l'observation et au raisonnement, il conviendra sans doute que ces deux moyens d'étude et de recherche ne sont ni aussi impuissans, ni aussi trompeurs, que quelques Physiologistes de nos jours l'ont imaginé.

J'ajouterai un dernier mot : voulant indiquer en abrégé dans ma physiologie les résultats de mes recherches anatomiques, en attendant que je les publie dans un traité spécial d'anatomie, je serai obligé de reprendre dans plusieurs ouvrages des observations qui me sont propres, et dont plusieurs anatomistes m'ont fait l'honneur de profiter, tantôt en les donnant comme leurs, tantôt en les exposant sans me citer, tantòt en me citant de manière que l'on ne pût pas me soupçonner l'auteur des remarques dont ils me dépouillaient. Il est pénible de voir employer tant d'art pour tromper ses lecteurs, et ils sont bien coupables les hommes qui, puissans par leur position, ne craignent pas de recourir à de pareils artifices, pour ravir à un homme impuissant par la sienne, la propriété la plus sacrée de toutes, celle qu'il ne doit ni à ses amis, ni à ses parens, ni à ses aïeux, mais seulement à son travail.

Paris, ce 25 août 1830.

www.ingramcontent.com/pod-product-compliance
Lightning Source LLC
LaVergne TN
LVHW050427160826
845677LV00002BA/574

9782329696003